55 Ricette contro l'artrite per contribuire a ridurre il dolore e il disagio:

Rimedi di pasti naturali per l'artrite che funzionano

Di

Joe Correa CSN

DIRITTO D'AUTORE

Questa pubblicazione è stata progettata per fornire informazioni accurate e autorevoli per quanto riguarda la materia disciplinata. Viene venduto con la consapevolezza che né l'autore né l'editore si impegnano a fornire consulenza medica. Se è necessario, consultare uno specialista. Questo libro è considerato una guida e non deve essere usato in alcun modo potenzialmente dannoso per la salute. Consultare un medico prima di iniziare questo piano nutrizionale per assicurarsi che sia adatto al caso.

RINGRAZIAMENTI

Questo libro è dedicato ai miei amici e parenti che hanno avuto malattie lievi o gravi e che mi hanno permesso di trovare una soluzione e apportare le modifiche necessarie alle loro vite.

55 Ricette contro l'artrite per contribuire a ridurre il dolore e il disagio:

Rimedi di pasti naturali per l'artrite che funzionano

Di

Joe Correa CSN

CONTENUTI

CENNI SULL'AUTORE

Dopo anni di ricerca, credo onestamente negli effetti positivi che una corretta alimentazione può avere su tutto il corpo e sulla mente. La mia conoscenza ed esperienza mi hanno aiutato a vivere in modo più sano nel corso degli anni e ho condiviso questo metodo con la famiglia e gli amici. Quanto più si sa di mangiare e bere sano, tanto prima si vorranno cambiare gli stili di vita e le abitudini alimentari.

La nutrizione è una parte fondamentale nel processo di mantenersi in buona salute e vivere più a lungo, quindi meglio iniziare da subito. Il primo passo è il più importante e il più significativo.

INTRODUZIONE

55 Ricette contro l'artrite per contribuire a ridurre il dolore e il disagio: rimedi di pasti naturali per l'artrite che funzionano

Di

Joe Correa CSN

Ci sono 100 milioni di forme di artrite e la più comune è l'osteoartrite, a seguito di un trauma, di infezioni del giunto o a causa dell'età. Al fine di prevenire l'artrite o ridurne gli effetti, è necessaria una dieta sana. Un sacco di frutta, verdura, grassi buoni del pesce e noci. Questi alimenti rappresentano uno straordinario esercito di combattenti contro le infiammazioni. Inoltre, il peso sarà sotto controllo: per ogni chilo di peso perduto, il carico sul ginocchio sarà ridotto di 4 chili.

E' importante tenere a mente che non vi è alcun trucco magico per sbarazzarsi dell'artrite, ma una dieta sana sarà certamente un aiuto per combattere le infiammazioni e i dolori articolari, per rafforzare le ossa e stimolare il sistema immunitario.

Molti di questi ingredienti raccomandati per le persone con artrite si trovano sovente nelle diete mediterranee, che contengono olio di oliva, pesce e verdure. Inoltre, la vitamina C deve essere inclusa nella tua dieta. La ragione di questo è perché gli antiossidanti presenti in questa vitamina possono rallentare la progressione dell'osteoartrite. È possibile ottenere questa vitamina da fragole, ananas, kiwi, avocado, arance o mele.

55 RICETTE CONTRO L'ARTRITE PER CONTRIBUIRE A RIDURRE IL DOLORE E IL DISAGIO: RIMEDI DI PASTI NATURALI PER L'ARTRITE CHE FUNZIONANO

1. Super Broccoli Potenti

Descrizione:

I broccoli sono naturalmente ricchi di vitamine K, C e calcio, che è noto per i suoi benefici sulla costruzione delle ossa.

Ingredienti:

- 2 tazze di cimette di broccoli
- 1 peperone giallo, affettato
- 2 cucchiaini di peperoncino in polvere
- 1 cucchiaino di aglio in polvere
- Sale e pepe a piacere
- 1 cucchiaio di olio d'oliva extra vergine

Preparazione:

- Preriscaldare il forno a 400 gradi F (200° C).
- Unire broccoli e peperone in una ciotola. Cospargere le verdure di peperoncino in polvere, aglio in polvere, sale e pepe; condire con l'olio d'oliva e mescolare per bene. Distribuire le verdure in una teglia bassa.

- Cuocere in forno preriscaldato fino a quando le verdure sono tenere e cominciando a scurirsi, da 15 a 20 minuti.

Valori nutrizionali:

Calorie: 69kcal, Grassi: 3.9g, Carboidrati: 8g, Proteine: 2.1g, Sodio: 815mg

2. Croccanti melanzane gustose

Descrizione:

Le verdure di tipo belladonna, tra cui le melanzane, sono potenze che combattono le malattie e forniscono il massimo nutrimento per un piccolo quantitativo di calorie.

Ingredienti:

- 1 melanzana, tagliata a strisce
- 1/2 tazza di mollica di pane
- 1/8 tazza di formaggio grattugiato tipo pecorino
- 1 spicchio d'aglio, tritato
- 2 rametti di prezzemolo fresco, tritato
- 1/2 cucchiaino di origano secco
- Sale e pepe a piacere

Preparazione:

- Preriscaldare il forno a 400 gradi F (200° C).
- Tagliare le strisce di melanzane a metà. Distribuire le strisce su una teglia da forno.
- In una piccola ciotola unire mollica di pane, formaggio pecorino, aglio, prezzemolo, origano, sale e pepe. Cospargere sopra le strisce di melanzane e irrorare con l'olio.
- Cuocere in forno preriscaldato per 25 minuti.

Valori nutrizionali:

Calorie: 169kcal, Grasso: 8.9g, Carboidrati: 19g, Sodio: 155mg

3.   Fragole per la salute

Descrizione:

Recenti studi clinici hanno dimostrato che le diete contenenti un'abbondanza di flavonoidi (un'ampia classe di pigmenti vegetali) sono associate a livelli ridotti di infiammazione. Questi composti naturali si trovano soprattutto nelle fragole.

Ingredienti:

- 2 mazzetti di spinaci
- 4 tazze di fragole a fette
- 1/2 tazza di olio vegetale
- Aceto di vino bianco, 1/4 di tazza
- 1/2 tazza di zucchero bianco
- 1/4 cucchiaino di paprika
- 2 cucchiai di semi di sesamo
- 1 cucchiaio di semi di papavero

Preparazione:

- In una grande ciotola, mescolare insieme gli spinaci e le fragole.
- Sbattere insieme i semi di olio, aceto, zucchero, paprica, semi di sesamo e di papavero. Versare sopra gli spinaci e fragole.

Valori nutrizionali:

Calorie: 255kcal, Grassi: 16g, Carboidrati: 22.8g, Sodio: 69mg

4.   Broccoli al limone

Descrizione:

Una delizia ai broccoli con un sapore dolce-e-acido! I broccoli sono ricchi di vitamina K, che in quantità elevate può rallentare la progressione dell'osteoartrosi.

Ingredienti:

- 1 testa di broccoli, tagliati a cimette
- 1 cucchiaio di olio d'oliva
- 2 cucchiai di succo di limone
- 1 cucchiaino di scorza di limone
- 1/4 tazza di mandorle pelate a fettine

Preparazione:

- Bollire o cuocere a vapore i broccoli finché sono teneri, circa 4-8 minuti. Scolare.
- In un pentolino, sciogliere l'olio d'oliva a fuoco medio basso. Togliere dal fuoco.
- Incorporare il succo di limone, la scorza di limone e le mandorle. Versare sopra i broccoli caldi, e servire.

Valori nutrizionali:

Calorie: 170 kcal, Grasso: 15.2g, Carboidrati: 7g, Proteine: 3.7g, Sodio: 107mg, Colesterolo: 31mg

5.   Mele Facili

Descrizione:

La ricerca suggerisce che mangiare un po' di mela su una base quotidiana potrebbe abbassare i livelli di colesterolo, un indicatore chiave dell'infiammazione nel sangue. "Una mela al giorno toglie il medico di torno".

Ingredienti:

- 2 mele a dadini
- Zucchero bianco, 1 cucchiaino
- 1/2 cucchiaino di cannella in polvere

Preparazione:

- Mettere le mele in una ciotola da forno a microonde; scaldare nel forno a microonde per 30 secondi. Cospargere di zucchero e cannella e mescolare per ricoprire.
- Cuocere le mele fino a renderle morbide e calde, circa 1 minuto, non di più.

Valori nutrizionali:

Calorie: 255kcal, Grassi: 16g, Carboidrati: 22.8g, Sodio: 69mg

6. Trota al limone

Descrizione:

Un modo per calmare l'infiammazione è con la medicina che il medico prescrive. Un altro modo è quello di aggiungere alcuni alimenti anti-infiammatori chiave nella tua dieta. Tra i più potenti combattenti dell' infiammazione commestibili ci sono gli acidi grassi essenziali omega-3 - in particolare i tipi di acidi grassi che si trovano nelle trote.

Ingredienti:

- 4 tazze di farina
- 2 cucchiai di succo di limone
- Sale
- 1/2 cucchiaino di timo secco
- 1/2 cucchiaino di pepe di Caienna
- 1 cucchiaino di cipolla in polvere
- 1/4 tazza di scorza di limone grattugiata, divisa
- 4 (6 once) di filetti di trota iridea
- 1 limone tagliato a spicchi
- 1/2 tazza di succo di limone
- 1/2 bicchiere di olio d'oliva extra vergine

Preparazione:

- In una grande ciotola, mescolare insieme farina, succo di limone, sale, timo, pepe di Caienna e la metà della scorza di limone. Unire la scorza di limone rimanente in un piatto piano e immergere i filetti di pesce per circa 1 minuto.

- Scaldare l'olio in una grande padella a fuoco medio. Immergere i filetti di trota nella miscela di farina in modo che entrambe le parti siano rivestite. Togliere la farina in eccesso e metterli nell'olio caldo. Cuocere per 3 o 4 minuti per parte, fino a doratura e il pesce si deve spezzare con una forchetta. Eliminare il succo di limone rimasto.

Valori nutrizionali:

Calorie: 979 kcal, Grasso: 40 g, Carboidrati: 103 g, Proteine: 48,6 g, Sodio: 2500 mg

7.   Salmone al limone

Descrizione:

Il salmone aiuta a ridurre dolore e rigidità, così come i segni di infiammazione nelle persone con artrite reumatoide.

Ingredienti:

- 1 (16 once) di salmone rosso, scolato e a pezzetti
- 1 limone, in succo
- 1/2 tazza di uvetta biologica
- 1 mela, senza torsolo e tritata
- 1 1/2 gambi di sedano, tritati
- 1/3 tazza di maionese, opzionale
- 1/4 cucchiaino di peperoncino schiacciato

Preparazione:

- Unire salmone rosso e succo di limone in una ciotola di vetro; mescolare bene.
- Mescolare con uvetta, mele, sedano, maionese, e schiacciare peperoncino; mescolare accuratamente.

Valori nutrizionali:

Calorie: 368kcal, Grassi: 20.9g, Carboidrati: 21.2g, Proteine: 25g, Sodio: 664mg

8.   Asparagi e salmone

Descrizione:

Una tazza di asparagi contiene solo 24 calorie. E' anche un'ottima fonte di potassio, vitamina K, acido folico, vitamina C e A, riboflavina, tiamina e vitamina B6.

Ingredienti:

- 1 libbra di asparagi freschi, tagliati in 1 pezzi pollici
- 1/2 tazza di noci pecan, suddivise in pezzi
- 2 teste di lattuga a foglia rossa, risciacquate e lacerate
- 1/2 tazza di piselli, scongelati
- 1/4 libbra di salmone affumicato, tagliato a pezzi da 1 pollice
- 1/4 tazza di olio d'oliva
- 2 cucchiai di succo di limone
- 1 cucchiaino di senape di Digione
- 1/2 cucchiaino di sale
- Pepe, 1/4 cucchiaino

Preparazione:

- Portare una pentola di acqua a ebollizione. Mettere gli asparagi nel piatto, e cuocerli 5 minuti, solo finché sono teneri. Scolare e mettere da parte.
- Mettere le noci in una padella a fuoco medio. Cuocere 5 minuti, mescolando spesso, fino a quando sono leggermente tostate.

- In una grande ciotola, mescolare insieme gli asparagi, noci pecan, foglia di lattuga, piselli, e salmone.
- In una ciotola a parte, mescolare l'olio d'oliva, succo di limone, senape di Digione, sale e pepe. Terminare con l'insalata o servire a parte.

Valori nutrizionali:

Calorie: 159kcal, Grassi: 12.9g, Carboidrati: 7g, Proteine: 6g, Sodio: 304mg

9. Salmone in stile canadese

Descrizione:

Mangiare salmone una volta alla settimana riduce il rischio di artrite reumatoide della metà.

Ingredienti:

- 1/4 di tazza di sciroppo d'acero
- 1 cucchiaio di olio d'oliva
- 1 spicchio d'aglio, tritato
- 1/4 cucchiaino di sale aglio
- 1/8 cucchiaino di pepe nero macinato
- 1 chilo di salmone

Preparazione:

- In una piccola ciotola, mescolare lo sciroppo d'acero, aglio, sale e pepe.
- Posizionare il salmone in una pirofila di vetro poco profonda, e unire con la miscela di sciroppo d'acero. Coprire il piatto, e marinare il salmone nel frigorifero 30 minuti, girando una volta.
- Preriscaldare il forno a 400 gradi F (200° C).
- Mettere la teglia nel forno preriscaldato, e cuocere il salmone scoperto 20 minuti, o fino a quando il pesce si spezza facilmente in scaglie con una forchetta.

Valori nutrizionali:

Calorie: 265 kcal, Grasso: 12 g, Carboidrati: 14 g, Proteine: 23 g, Sodio: 633 mg

10.   Salmone light

Descrizione:

Una rapida opzione per una cena sana. A basso contenuto calorico, facilita la perdita di peso. Catturato allo stato selvatico, il salmone è un alimento eccellente per il suo contenuto di acidi grassi omega-3. Ricetta facile per aggiungere molti Omega-3 nella tua dieta.

Ingredienti:

- 1 kg di salmone selvaggio pescato, tagliato in 4 filetti
- 2 arance, tagliate a fette sottili
- ¾ cucchiai di succo d'arancia fresco
- 2 cucchiai di succo di lime
- 2 cucchiai di olio di cocco, fuso, oppure olio di oliva
- 1 cucchiaio di scorza di limone essiccata o fresca
- 1 cucchiaio di cocco o zucchero di palma oppure utilizzare il miele grezzo o sciroppo d'acero puro
- Sale macinato grossolanamente
- ¼ cucchiaio di pepe chipotle o pepe di cayenna o peperoncino in polvere

Preparazione:

- Preriscaldare il forno a 450° F. Affettare due arance a fettine molto sottili, togliere le estremità, e mettere da parte.

- Spremere arancia e lime con uno spremiagrumi. Misurare 1/4 tazza di succo d'arancia fresco e 2 cucchiai di succo di lime fresco e aggiungerli in una piccola ciotola di vetro con la scorza di limone. Sbattere con olio di cocco fuso o olio d'oliva e dolcificante a scelta, insieme con sale e pepe.
- Foderare una teglia con carta da forno. Utilizzando un pennello per marinata, ungere ogni lato dei filetti di salmone con la miscela di agrumi poi distribuire i filetti sopra la carta da forno. Ungere ancora il salmone con la miscela di agrumi. Cuocere per qualche minuto e poi servire.

Valori nutrizionali:

Calorie: 275, Grassi: 18 g, Carboidrati: 20 g, Proteine: 23 g, Sodio: 215 mg

11.   Insalata di pompelmo

Descrizione:

Il pompelmo è ben noto per i suoi effetti benefici nei pazienti con artrite reumatoide. Il consumo quotidiano di pompelmo è stato associato all'abbassamento dell'infiammazione causata da malattie infiammatorie.

Ingredienti:

- 8 tazze di pompelmo refrigerato, scolato e senza semi
- 1/4 tazza di zucchero bianco
- 3 once di gin
- 8 foglie di menta fresca, tritata

Preparazione:

- Mescolare il pompelmo, 1/2 tazza di succo e lo zucchero in una ciotola fino a far sciogliere lo zucchero. Trasferire la miscela di pompelmo in 8 tazze per servire; aggiungere con circa 1 cucchiaino di gin per tazza. Cospargere menta tritata sopra ogni tazza. Guarnire ogni tazza con foglioline di menta.

Valori nutrizionali:

Calorie: 139 kcal, Grassi: 0,2 g, Carboidrati: 28,6 g, Proteine: 1.4 g, Sodio: 5 mg

12. Pompelmo e i suoi amici

Descrizione:

Il pompelmo può essere definito come una medicina naturale grazie ai suoi enormi benefici per la salute. E' noto per essere utile per stimolare il sistema immunitario. È succoso, sapido e la buccia gustosa è conosciuta per i suoi numerosi benefici per la salute. E' ricco di antiossidanti e varie vitamine come la vitamina C, vitamina A, vitamina K, vitamina D e vitamina B.

Ingredienti:

- 2 pompelmi rosa, sbucciati e sezionati
- 1 grande avocado maturo - pelato, snocciolato e tagliato a dadini
- 1 tazza di germogli di erba medica
- 1 limone, spremuto
- 3 cucchiai di olio d'oliva
- Sale, 1 pizzico
- 1 pizzico di pepe nero macinato

Preparazione:

- Crea 4 piccole insalate con la frutta utilizzata
- Mescolare il succo di limone, olio d'oliva, sale e pepe nero in una piccola ciotola; usarlo come condimento sopra ogni insalata.

Valori nutrizionali:

Calorie: 277 kcal, Grasso: 20,7 g, Carboidrati: 25,1 g, Proteine 3,8 g, Sodio: 7 mg

13.   Rimedio contri i dolori articolari

Descrizione:

La texture ricca e cremosa dell'avocado proviene in parte dal suo alto contenuto di grassi monoinsaturi anti-infiammatori. Gli avocado sono anche ricchi di luteina carotenoide. A differenza di molti frutti, gli avocado sono una buona fonte di vitamina E, un micronutriente con effetti anti-infiammatori. Le diete ad alto contenuto di questi composti sono legate alla diminuzione del rischio del danno articolare nell'artrosi precoce.

Ingredienti:

- 1 avocado
- 1/2 cucchiaino di aglio tritato
- 1/2 cucchiaino di radice di zenzero tritata fresca
- 1 cucchiaio di olio d'oliva

Preparazione:

- Mescolare insieme aglio, zenzero e olio d'oliva; mettere da parte per cinque minuti per consentire di insaporire.
- Tagliare l'avocado a metà, e scartare il nocciolo; dividere la salsa tra le metà dell'avocado.

Valori nutrizionali:

Calorie: 164kcal, Grassi: 15g, Carboidrati: 9,1 g, Proteine: 2.2g, Sodio: 157mg

14.   Salsa biologica fresca estiva

Descrizione:

Gli avocado contengono più di 25 vitamine, minerali e fitonutrienti. Hanno fibre, potassio, vitamina E, vitamine del gruppo B, e acido folico. Gli avocado sono considerati un'ottima fonte di grassi sani quando combinati con una dieta a basso contenuto di calorie.

Ingredienti:

- Olio d'oliva biologico 2 cucchiai
- 1 cucchiaio di succo di lime fresco
- 1/4 tazza di coriandolo tritato
- 1/4 cucchiaino di sale marino non raffinato
- 1/4 cucchiaino di pepe macinato fresco
- 2 tazze di mais biologico, pannocchia tagliata
- 2 avocado a cubetti in pezzi da mezzo pollice
- 2 tazze di pomodorini, tagliati
- 1/4-1/2 tazza di cipolla rossa finemente ridotta a dadini

Preparazione:

- In una grande ciotola, sbattere insieme l'olio d'oliva, succo di lime, coriandolo, sale e pepe.
- Aggiungere ad essa mais, avocado, pomodori e cipolla rossa.

- Mescolare delicatamente e servire a temperatura ambiente.

Valori nutrizionali:

Calorie: 206,2 kcal, Grasso: 15,1 g, Carboidrati: 18,9 g, Proteine: 3,6 g

15.   Big Bang di frutta

Descrizione:

Le fragole sono naturalmente a basso contenuto di zuccheri e hanno più vitamina C per porzione di un'arancia. La vitamina C può ridurre il rischio di gotta, di pressione alta e problemi di colesterolo. La ricerca ha anche dimostrato che le donne che mangiavano 16 o più fragole in una settimana hanno ottenuto un valore più basso di proteina C-reattiva (CRP), una misura di infiammazione in tutto il corpo legata all'artrite e alle malattie cardiache.

Ingredienti:

- 2 avocado pelati e tritati
- 1 tazza di fragole tritate finemente
- ½ jalapeno, tritato e senza semi
- 2 cucchiai di coriandolo tritato
- ¼ di cucchiaino di cannella in polvere
- Olio d'oliva biologico, 1 cucchiaio
- Succo di lime da ½ frutto
- ¼ di cucchiaino di sale marino non raffinato

Preparazione:

- Mescolare tutti gli ingredienti delicatamente.

Valori nutrizionali:

Calorie: 226,8 kcal, Grasso: 18,8 g, Carboidrati: 15,4 g,
Proteine: 3,7 g

16.   Tagliatelle vegetariane

Descrizione:

Questa ricetta pad thai è davvero facile da fare. Un pasto veloce e delizioso. Questo piatto fornisce una fonte eccellente di vitamine e sostanze nutritive.

Ingredienti:

- 2 zucchine
- 1 carota
- 2 cipolla verde
- 1/2 tazza di funghi
- 1/2 tazza di cavolfiore
- Germogli di fagioli mung, 1/2 tazza
- 2 cucchiai di olio di sesamo
- 1 cucchiaio di succo di limone
- 1 cucchiaio di aglio
- 1 cucchiaio di zenzero

Preparazione:

- Utilizzare un spiralizer (o mandolino, o pelapatate) per creare le tagliatelle. Aggiungere le verdure preferite e poi cospargere con la salsa ottenuta dagli altri ingredienti. Ha un sapore ancora migliore se tenuto in ammollo fino al giorno successivo.

Valori nutrizionali:

Calorie: 369 kcal, Grasso: 14,4 g, Carboidrati: 208 g, Proteine: 7,1 g, Sodio: 957 mg

17.   Succo di avocado

Descrizione:

L'avocado è efficace nel ridurre il dolore e l'infiammazione nelle persone che soffrono di artrosi e gotta.

Ingredienti:

- 1 avocado - pelato, snocciolato e tagliato a dadini
- 1 lime, spremuto
- 1 mango - pelato, privato dei semi e tagliato a dadini
- 1 piccola cipolla rossa tritata
- 1 habanero, senza semi e tritato
- 1 cucchiaio di coriandolo fresco tritato

Preparazione:

- Posizionare l'avocado in un piatto da portata, e mescolare con il succo di lime.
- Mescolare mango, cipolla, peperoncino habanero, coriandolo e sale.

Valori nutrizionali:

Calorie: 252 kcal, Grasso: 15 g, Carboidrati: 33 g, Proteine: 3 g, Sodio: 204 mg

18.   Insalata della Mattina

Descrizione:

Una semplice insalata di spinaci speciale con l'aggiunta di avocado, spezie e coriandolo fresco. Fanne pure in abbondanza e conservala in frigorifero, anche prima di servirla.

Ingredienti:

- 3 cucchiai di succo di lime fresco
- 3 cucchiai di olio d'oliva
- 1 cucchiaio di coriandolo fresco tritato
- 1 cucchiaino di zucchero
- 1/4 cucchiaino di cumino macinato
- 1/4 cucchiaino di sale kosher
- 1/8 cucchiaino di pepe nero
- 1 avocado, pelato, snocciolato e fatto a fette sottili
- 1 piccola cipolla rossa, tagliata a fette sottili
- 11 once di spinaci baby

Preparazione:

- Frullare il succo di lime, olio, coriandolo, lo zucchero, il cumino, il sale e il pepe in una ciotola grande.
- Mescolare con avocado e cipolla rossa.
- Posizionare gli spinaci in cima. (L'insalata può essere preparata e refrigerata fino a 2 ore prima.) Condire appena prima di servire.

Valori nutrizionali:

Calorie: 99 kcal, Grasso: 9 g, Carboidrati: 5 g, Sodio: 93 mg

19.   Zuppa di ceci

Descrizione:

I cereali integrali abbassano i livelli di proteina C-reattiva (CRP) nel sangue. Il CRP è un marker di infiammazione associata con malattie del cuore, diabete e artrite reumatoide. Alimenti come la farina d'avena e il riso integrale sono ottime fonti di cereali integrali.

Ingredienti:

- 3 cucchiai di olio d'oliva
- 1 tazza di avena
- 5 grossi pomodori, dimezzati e affettati
- 1/3 tazza di cipolla tritata
- 1 spicchio d'aglio, tritato
- 3 tazze d'acqua, separate
- 1/2 mazzetto di coriandolo fresco
- 2 cucchiaini di granuli di brodo di pollo
- 1/2 cucchiaino di sale

Preparazione:

- Scaldare una padella grande e profonda a fuoco medio-basso. Versare l'olio d'oliva, e lasciarlo scaldare. Aggiungere l'avena; cuocere e mescolare fino a quando si tosta.
- In un frullatore o robot da cucina di grandi dimensioni, unire i pomodori, la cipolla, l'aglio, 1 tazza di acqua, e

coriandolo. Amalgamare bene. Versare nella padella con l'avena tostata. Incorporare le restanti 2 tazze di acqua e portate a bollore. Mescolare con sale e brodo di pollo. Coprire e cuocere a fuoco lento per 15 minuti. Godere il piatto caldo o tiepido.

Valori nutrizionali:

Calorie: 218 kcal, Grasso: 12,1 g, Carboidrati: 24,6 g, Proteine: 5,2 g, Sodio: 493 mg

20. Guacamole biologica

Descrizione:

Gli avocado sono l'ingrediente principale della guacamole, un alimento popolare e sano comunemente usato come salsa o condimento.

Ingredienti:

- 2 avocado dimezzati, snocciolati, e pelati
- ½ cucchiaino di sale
- ¼ cucchiaino di pepe
- ¼ tazza di pomodori freschi a dadini
- ½ limone, spremuto, circa 1 cucchiaio
- 2 cucchiai di coriandolo fresco tritato
- 1 cucchiaio di cipolla rossa (opzionale)

Preparazione:

- Unire tutti gli ingredienti e schiacciarli con la forchetta.
- Servite subito.

Valori nutrizionali:

Calorie: 148,9 kcal, Grasso: 13,4 g, Carboidrati: 8,5 g, Proteine: 1,8 g

21.   Banana e avena energetica

Descrizione:

Le banane sono un ottimo cibo semplice da consumare in generale, ma soprattutto se si sta cercando di fare qualcosa per l'artrite. Questo mix di vitamine comprende acido folico, vitamina C e vitamina B6, tutte che aiutano a combattere di nuovo l'artrite e a mantenere i sintomi al minimo.

Ingredienti:

- 2 tazze di avena
- 2 banane schiacciate
- 2 carote grattugiate
- 1 mela, grattugiata
- 1 tazza di succo di mela non zuccherato
- 1/2 tazza di arachidi tritate

Preparazione:

- Preriscaldare il forno a 350 gradi F (175° C). Imburrare una teglia da 9x13 pollici.
- Mescolare avena, banane, carote, mele, succo di mela, e arachidi insieme in una ciotola; diffondere nella teglia preparata.
- Cuocere in forno preriscaldato fino a doratura, circa 20 minuti.

Valori nutrizionali:

Calorie: 124 kcal, Grasso: 4 g, Carboidrati: 20 g, Proteine: 3.6 g, Sodio: 10 mg

22.   Colazione banana dolce

Descrizione:

Questo frullato è ricco di sostanze nutritive e vitamine. E' perfetto anche per chi è di fretta per andare al lavoro. Per le persone con artrite, che consumano una banana al giorno non necessariamente tengono il medico via di torno, ma potrebbe aiutare a minimizzare alcuni dei gravi sintomi di questa malattia potenzialmente debilitante.

Ingredienti:

- 2 tazze di spinaci baby, a piacere
- 1 banana
- 1 carota, sbucciate e tagliate a grossi pezzi
- 3/4 di tazza di yogurt greco light, a piacere
- 3/4 di tazza di ghiaccio

Preparazione:

- Mettere spinaci, banane, carote, yogurt, ghiaccio e miele in un frullatore; amalgamare bene.

Valori nutrizionali:

Calorie: 367kcal, Grassi: 0.8g, Carboidrati: 77.4g, Proteine: 18.6g, Sodio: 168mg

23.   Infuso di Olive

Descrizione:

L'olio extravergine di oliva ha effetti benefici al di là di arginare l'infiammazione. Diversi studi hanno dimostrato i benefici per la salute del cuore, per l'osteoporosi e le malattie neurologiche.

Ingredienti:

- 2 tazze di olio d'oliva
- 1 cucchiaino di pepe nero macinato grossolanamente
- 1 cucchiaio di trito di basilico fresco
- 1/2 cucchiaino di sale marino grosso
- 1 pizzico di peperoncino tritato

Preparazione:

- In una ciotola media, mescolare olio d'oliva, pepe nero, basilico, sale marino grosso e peperoncino. Coprire e refrigerare il composto. Lasciare a riposare circa 1 ora prima di servire.

Valori nutrizionali:

Calorie: 239 kcal, Grasso: 27 g, Carboidrati: 0,1 g, Sodio: 56 mg

24.   Pistacchi sfiziosi

Descrizione:

Uno snack di pistacchi per aiutare con la perdita di peso. I pistacchi possono anche contribuire a ridurre il colesterolo LDL e sono ricchi di potassio e antiossidanti, tra cui le vitamine A ed E e la luteina - un composto che si trova anche nelle verdure a foglia verde.

Ingredienti:

- 2 tazze di pistacchi sgusciati

Preparazione:

- Preriscaldare il forno a 350 gradi F.
- Stendere i pistacchi in modo uniforme su una teglia foderata. Mettere in forno per circa 6-8 minuti fino a quando diventeranno molto profumati.
- Togliere dal forno e versare in un piatto immediatamente.
- Se si desidera rimuovere le bucce dai pistacchi metterli in un asciugamano pulito e strofinarli. I pezzi scivoleranno fuori. E' più facile fare questo quando i pistacchi sono caldi.
- Lasciare che i pistacchi si raffreddino prima di mangiarli.
- Hanno un sapore sorprendente in forno quando vengono tostati.

Valori nutrizionali:

Calorie: 170 kcal, Grasso: 14 g, Carboidrati: 8 g, Proteine: 6 g

25. Noci Rosemary

Descrizione:

Con il loro alto contenuto di ALA, le noci apportano tanti acidi grassi omega-3, e i ricercatori che studiano i loro effetti hanno trovato che abbassano la proteina C-reattiva (CRP), un marker di infiammazione legata a un aumento del rischio di malattie cardiovascolari e di artrite. Mangiare le noci regolarmente può abbassare il colesterolo e ridurre la pressione sanguigna.

Ingredienti:

- 2 tazze di noci
- 2 spicchi d'aglio, tritati
- 1 cucchiaio di miele
- 1 cucchiaio di olio d'oliva di extra vergine
- 1 cucchiaio di trito di rosmarino fresco
- 1 cucchiaino di sale

Preparazione:

- Preriscaldare il forno a 350 gradi F (175° C). Foderare una teglia con carta da forno.
- Mescolare noci, aglio, miele, olio d'oliva, rosmarino e il sale in una ciotola distribuendo bene il condimento; diffondere sulla teglia preparata.
- Cuocere in forno preriscaldato fino a quando le noci sono leggermente dorate, circa 10 minuti.

Valori nutrizionali:

Calorie: 188 kcal, Grasso: 8 g, Carboidrati: 5,9 g, Proteine: 3,9 g, Sodio: 291 mg

26.   Arachidi tostate

Descrizione:

Tecnicamente un legume, le arachidi sono gli snack con il più proteine. Sono anche più convenienti rispetto al resto della frutta secca, quindi per le persone con artrite che stanno cercando di gestire il loro peso, per esempio, le arachidi possono essere uno spuntino poco costoso. Le arachidi sono anche una buona fonte di grassi monoinsaturi e polinsaturi, e la ricerca mostra che aggiungerle alla dieta può aiutare a ridurre il colesterolo "cattivo" e le lipoproteine a bassa densità (LDL) e ridurre il rischio di malattie cardiache. Le arachidi forniscono circa il 12% del fabbisogno giornaliero di magnesio, e possono aiutare a mantenere la glicemia sotto controllo.

Ingredienti:

- 1 libbra di arachidi ancora con le bucce

Preparazione:

- Preriscaldare il forno a 500 gradi F (260° C).
- Disporre le arachidi in un unico strato su una teglia, e mettere nel forno preriscaldato.
- Spegnere il forno. Lasciare le arachidi in forno per 1 ora senza aprire la porta. Servire calde o a temperatura ambiente.

Valori nutrizionali:

Calorie: 322 kcal, Grasso: 27,9 g, Carboidrati: 9,2 g,
Proteine: 14,6 g, Sodio: 10 mg

27.   Carote e mandorle

Descrizione:

Le mandorle sono una buona fonte di vitamina antiossidante E. La ricerca suggerisce che i grassi monoinsaturi di una dieta ricca di mandorle abbassano alcuni marcatori dell'infiammazione.

Ingredienti:

- 2 libbre carote, affettate
- 1 piccola cipolla, tagliata a fettine sottili
- 1 piccolo peperone verde, tagliato a strisce sottili
- Olio vegetale, 1/2 tazza
- 1/2 tazza di zucchero bianco
- 1/4 tazza di aceto bianco distillato
- 2 cucchiaini di estratto di mandorla
- 1 cucchiaino di basilico essiccato

Preparazione:

- Saltare le carote nell'olio finché sono tenere ma croccanti. Togliere dal fuoco, scolare, e metterle in una ciotola media con cipolla e pepe.
- In una casseruola media a fuoco medio, mescolare olio, zucchero, aceto, estratto di mandorle e basilico. Cuocere e mescolare fino a quando lo zucchero si scioglie.

- Versare il composto di olio sopra il composto di carota. Coprire e raffreddare in frigorifero 8 ore o durante la notte prima di servire freddo.

Valori nutrizionali:

Calorie: 145 kcal, Grassi: 9,4 g, Carboidrati: 15,4 g, Proteine: 0,7 g, Sodio: 44 mg

28. Barrette ai semi di lino

Descrizione:

I semi di lino sono una delle più ricche fonti vegetali di acidi grassi anti-infiammatori omega-3 ALA. Gli studi mostrano che possono aiutare il colesterolo totale e LDL e ridurre le complicazioni del diabete oltre che il rischio di malattie cardiache. Schiacciare o macinare il lino per una più facile digestione.

Ingredienti:

- 2 tazze di avena
- Burro di arachidi naturale, 1-1/4 tazze naturale
- 1 tazza di semi di lino macinati
- 3/4 di tazza di miele
- 3/4 tazza di mirtilli secchi
- 1/2 tazza di cioccolato
- 1/4 tazza di mandorle a fette

Preparazione:

- Mescolare avena, burro di arachidi, semi di lino, il miele, i mirtilli, gocce di cioccolato e mandorle in una ciotola;
- Raffreddare in frigorifero per almeno 1 ora.
- Tagliare in 12 barrette e avvolgere ogni pezzo singolarmente in un involucro di plastica per la conservazione.

Valori nutrizionali:

Calorie: 391 kcal, Grasso: 21,3 g, Carboidrati: 46,1 g, Proteine: 10,7 g, Sodio: 136 mg

29. Marmellata di semi di Chia

Descrizione:

I semi di Chia sono un'ottima fonte di anti-infiammatori, ma il loro più grande vantaggio è probabilmente il loro alto contenuto di fibre. La fibra riempie la pancia e può aiutare a controllare il peso.

Ingredienti:

- 1/4 tazza di semi di chia
- 1/2 tazza di acqua
- 2 tazze di lamponi biologici
- 1/2 tazza di more biollgiche
- 1/2 tazza di mirtilli biologici
- 2 fragole biologiche, a piacere
- 1/3 tazza di miele, a piacere

Preparazione:

- Mettere a bagno i semi di chia in acqua fino a quando la miscela ha una consistenza gelatinosa, circa 5 minuti.
- Scaldare lamponi, more, mirtilli, fragole e miele in una casseruola a fuoco medio fino a quando le bacche sono morbide, circa 15 minuti. Leggermente, schiacciare i frutti di bosco con una forchetta o lo schiacciapatate.

- Mescolare la miscela di semi in quella di frutti di bosco. Togliere dal fuoco e lasciar raffreddare per almeno 10 minuti.

Valori nutrizionali:

Calorie: 70 kcal, Grasso: 1 g, Carboidrati: 15,3 g, Proteine: 1 g, Sodio: 2 mg

30.   Salsa di sardine

Descrizione:

3 once di sardine contiengono circa 1,4 grammi di grassi omega-3 e sono una buona fonte di vitamina D, che aiuta il nostro corpo ad assorbire il calcio per costruire e mantenere le ossa forti.

Ingredienti:

- 1 avocado, in purè
- 2 foglie di lattuga romana, tritata
- 1/4 peperone verde, tritato finemente
- 1 cucchiaino di succo di limone
- 4 fette di pane francese
- 2 cucchiaini di olio d'oliva extra vergine
- 1 confezione di sardine, scolate
- 1 salsa di pomodori con basilico, aglio, e origano

Preparazione:

- Preriscaldare il forno a 350 gradi F (175° C).
- Mischiare avocado, lattuga tritata, pepe verde tritato e succo di limone in una piccola ciotola.
- Spennellare olio extravergine di oliva sulle fette di pane e tostarle nel forno preriscaldato fino a doratura, circa 5 minuti su ogni lato.

Valori nutrizionali:

Calorie: 275 kcal, Grasso: 14,1 g, Carboidrati: 26 g,
Proteine: 12,9 g, Sodio: 920 mg

31.   Cavolo gustoso

Descrizione:

Invece di spremere il succo di frutta e verdura, si possono inserire con la buccia, che apporta tanta fibra, per ripulire le arterie e combattere la stitichezza. Frutta e verdura colorate sono anche ricche di antiossidanti. L'aggiunta di bacche o verdure a foglia verde come gli spinaci o il cavolo può dare grandi dosi di vitamine e sostanze nutritive.

Ingredienti:

- 7 grandi fragole
- 1 (8 once) di yogurt al limone
- 1/3 tazza di succo d'arancia

Preparazione:

- Inserire le fragole in un contenitore di plastica e congelare per circa un'ora.
- In un frullatore, unire le fragole, yogurt e succo d'arancia. Amalgamare bene. Versare in un bicchiere alto e servire.

Valori nutrizionali:

Calorie: 281 kcal, Grassi: 0,9 g, Carboidrati: 57,4 g, Proteine: 12,9 g, Sodio: 155 mg

32.   Bomba di vitamine

Descrizione:

I fagiolini agiscono come fonte per acquisire naturalmente vitamine come A, C, K, B6 e acido folico. In termini di minerali, i fagiolini sono una buona fonte di calcio, silicio, ferro, manganese, potassio e rame.

Ingredienti:

- 1 1/2 chili di fagiolini verdi, tagliati a pezzi da 2 pollici
- 1 1/2 tazze di acqua
- 1 cucchiaio di olio d'oliva
- 1 cucchiaio di zucchero
- 3/4 cucchiaino di sale all'aglio
- 1/4 cucchiaino di pepe
- 1 1/2 cucchiaini di basilico fresco tritato
- 2 tazze di pomodori ciliegia tagliati a metà

Preparazione:

- Mettere i fagioli e l'acqua in una grande casseruola. Coprire e portare a ebollizione. Impostare la fiamma al minimo e lasciar cuocere finché sono teneri, circa 10 minuti. Scolare l'acqua, e mettere da parte.
- Mescolare zucchero, sale, pepe e basilico. Aggiungere i pomodori e cuocere mescolando delicatamente fino a cottura completata. Versare il composto di pomodoro

sopra i fagiolini, e mescolare delicatamente per miscelare.

Valori nutrizionali:

Calorie: 122kcal, Grassi: 8g, Carboidrati: 12.6g, Proteine: 2.6g, Sodio: 294mg

33.   Verdure vere star

Descrizione:

La barbabietola deve essere un superfood di tutti i giorni. Si tratta di una fonte nutrizionale incredibile e un ottimo esempio di come il cibo può funzionare come medicina. Esse sono ricche di acido folico, ferro, magnesio, manganese e fosforo.

Ingredienti:

- 250g di barbabietole cotte immerse nell'aceto (non in salamoia)
- 410g di fagioli bianchi, scolati e sciacquati
- 1-2 spicchi d'aglio, schiacciato
- 1 mazzetto di erba cipollina fresca, tritata finemente (riservare alcuni fili per guarnire)
- 3 cucchiai di olio extra vergine di oliva
- Sale marino e pepe nero appena macinato

Preparazione:

- Tritare la barbabietola a dadini, mettere da parte in una ciotola media.
- In un robot da cucina unire i fagioli con aglio, erba cipollina e olio d'oliva. Aggiustare di sale marino e pepe nero appena macinato.

Valori nutrizionali:

Calorie: 180kcal, Grassi: 16g, Carboidrati: 6g, Proteine: 3g, Sodio: 880mg

34.   Cavolo all'aglio

Descrizione:

Oltre ad essere incoronato come il "re delle verdure", cavolo potrebbe anche essere indicato come il re della vitamina A. Rispetto a qualsiasi altra verdura a foglia verde, il cavolo ha oltre il 100 per cento della razione media giornaliera consigliata di vitamine A e C. Il cavolo è spesso paragonato alle arance a causa della sua ricchezza di vitamine.

Ingredienti:

- 1 mazzetto di cavolo
- 2 cucchiai di olio d'oliva
- 4 spicchi d'aglio, tritati

Preparazione:

- Strappare dal cavolo le prime foglie e scartare i gambi.
- Scaldare l'olio in una pentola capiente a fuoco medio. Cuocere e mescolare l'aglio nell'olio caldo fino a quando si è ammorbidito, circa 2 minuti.
- Aggiungere il cavolo e continuare la cottura e mescolare fino a quando il cavolo è verde brillante e appassito, circa 5 minuti in più.

Valori nutrizionali:

Calorie: 120kcal, Grassi: 7.5g, Carboidrati: 12.2g, Proteine: 3.9g, Sodio: 49mg

35.   Bistecche di cavolfiore

Descrizione:

Aggiungi un po' di colore al tuo cavolfiore con la curcuma. Diversi studi recenti mostrano che la curcuma ha proprietà anti-infiammatorie e modifica le risposte del sistema immunitario. Queste bistecche di cavolfiore sono facili da preparare e sono un ottimo contorno vegetariano o un piatto principale.

Ingredienti:

- 1 grande (circa 1,2 kg) cavolfiore
- Olio extra vergine di oliva, 1/4 di tazza, più altro per friggere
- 1 cucchiaino di curcuma in polvere
- Foglie di curry fritte, per servire
- Carpaccio di peperoncino rosso, per servire

Preparazione:

- Preriscaldare il forno ventilato a 340 F. Coprire 2 teglie con un foglio di carta.
- Tagliare il cavolfiore in quattro fette di 1,5 cm di spessore, lasciando intatta la base. Cuocere le bistecche in olio extra vergine di oliva per 2-3 minuti per lato o fino a doratura.
- Sbattere per bene l'olio di oliva con la curcuma in una ciotola. Spennellare sulle bistecche.

- Arrostire il cavolfiore in forno per 12-15 minuti o finché sarà tenero e croccante.

Valori nutrizionali:

Calorie: 161 kcal, Grasso: 15 g, Carboidrati: 7 g, Proteine: 2,4 g, Sodio: 30,8 mg

36.   Olive colorate

Descrizione:

Anche se tecnicamente è un frutto, non viene considerato tale; si deve sapere, però, che le olive e l'olio che ne deriva possono essere potenti combattenti contro l'infiammazione. L'oliva contiene composti con proprietà anti-infiammatorie. Questi composti possono smorzare o spegnere oltre 100 infiammazioni nell'organismo.

Ingredienti:

- 1 (4 once) di peperoncini verdi, scolati e tritati
- 1 cipolla tritata
- 1 (5 once) barattolo di olive verdi, tritate (mettere da parte la salamoia)
- 1 (6 once) di olive nere, tritate
- 1 1/2 tazze di formaggio Cheddar a pezzi
- pepe nero macinato a piacere
- sale all'aglio qb
- 2 pomodori rossi freschi tritati

Preparazione:

- Raffreddare una ciotola in freezer, mentre si fa la salsa.
- In una terrina, unire i peperoncini verdi tritati, cipolla, olive verdi e olive nere.
- Mescolare delicatamente nel formaggio cheddar e pomodori; condire a piacere con sale all'aglio e pepe

nero. Se lo si desidera, mescolare le olive in un po' di salamoia.

- Servire nella ciotola fredda.

Valori nutrizionali: Calorie: 42 kcal, Grassi: 3,2 g, Carboidrati: 1,9 g, Proteine: 1,8 g di Sodio: 253 mg

37.   Patatine rotonde di verdure

Descrizione:

Zucchine al forno che sembrano delle patatine fritte, eppure sono al forno e incredibilmente croccanti. Queste chip sono un sostituto salutare delle patatine fritte. Le zucchine sono ricche di vitamine A e C e antiossidanti.

Ingredienti:

- 3 piccole zucchine, tagliate a ¼ di pollice
- 2 cucchiai di olio d'oliva
- ½ pangrattato condito
- 2 cucchiai di parmigiano grattugiato
- 2 cucchiaini di origano fresco

Preparazione:

- Preriscaldare il forno a 350 gradi F (175° C).
- Mettere le zucchine in una ciotola. Ungere con olio d'oliva le zucchine e mescolare; aggiungere pangrattato e mescolare per bene. Stendere le zucchine su una teglia da forno. Cospargere di parmigiano e origano le zucchine.
- Cuocere in forno preriscaldato fino a doratura delle zucchine e aggiungere il formaggio, circa 15 minuti

Valori nutrizionali: Calorie: 92 kcal, Grasso: 2 g, Carboidrati: 14 g, Proteine: 6 g, Sodio: 340 mg

38. Kung-Fu con il crescione

Descrizione:

Il ferro è importante per prevenire l'anemia e molte persone con artrite sono anemiche. Il crescione è una delle principali fonti di ferro.

Ingredienti:

- 1/2 tazza di mirtilli secchi tritati
- 1/4 tazza di aceto di vino rosso
- Aceto balsamico, 1/4 tazza
- 1 cucchiaio di aglio tritato
- 1 1/4 cucchiaini di sale
- 1 tazza di olio extra vergine di oliva
- 6 mazzetti di crescione - risciacquato, asciugato e tagliato
- 3 teste di finocchio – pulito, senza gambi e tagliato a fette sottili
- 3 piccoli cespi di radicchio, tagliati
- 1 tazza di noci pecan tostate

Preparazione:

- In una ciotola, unire i mirtilli, aceto di vino rosso, aceto balsamico, aglio e sale. Sbattere l'olio d'oliva.
- In una grande insalatiera, unire crescione, finocchi, radicchio e noci pecan. Mescolare la vinaigrette e

versare sopra l'insalata. Mescolare bene e servire subito.

Valori nutrizionali: Calorie: 178kcal, Grassi: 15.4g, Carboidrati: 8.9g, Proteine: 3.1g, Sodio: 202mg

39.   Avena potente

Descrizione:

Gli acidi grassi Omega-3 sono un ingrediente chiave nel contribuire a ridurre l'infiammazione di artrite e altri problemi articolari, ma ottenerne abbastanza ogni giorno può essere difficile. Questa farina d'avena ha in ottimo sapore e copre la metà delle esigenze quotidiane di omega-3.

Ingredienti:

- 1 tazza di fiocchi d'avena biologici
- Acqua filtrata, 1 tazza
- 2 cucchiai di un ingrediente acido (yogurt, succo di limone, aceto di mele, latticello)
- ½ cucchiaino di sale marino non raffinato

Preparazione:

- Aggiungere 1 tazza di avena, acqua e l'ingrediente acido in una ciotola di vetro e mescolare bene. Coprire e lasciar riposare durante la notte (almeno 7-8 ore).
- Al mattino aggiungere un'altra tazza di acqua filtrata e sale marino non raffinato, mescolare bene.
- Cuocere su fiamma bassa per 5 minuti.
- Servire con una generosa porzione di burro e panna.

Valori nutrizionali: Calorie: 153 kcal, Grasso: 3 g, Carboidrati: 28,3 g, Proteine: 5 .1g, Sodio: 202mg

40.   Pane alla zucca e cocco

Descrizione:

Le zucche sono una fonte eccellente di beta-criptoxantina, un potente anti-infiammatorio. Questo antiossidante è assorbito meglio se abbinato con un grasso. I semi di zucca sono commestibili e questo rende la preparazione di questo pane molto facile!

Ingredienti:

- 4 uova
- 3/4 di tazza di zucca biologica
- 1/4 tazza di olio di cocco (fuso e raffreddato)
- 1 cucchiaio di miele grezzo
- 1/2 cucchiaino di sale marino non raffinato
- 1/4 cucchiaino di bicarbonato di sodio
- Farina di cocco, 3/4 tazza
- 1 cucchiaino di cannella
- 1 cucchiaino di spezie

Preparazione:

- Unire gli ingredienti umidi: uova, zucca, olio di cocco, miele e mescolare bene.
- In un'altra ciotola unire gli ingredienti secchi: sale, bicarbonato di sodio, farina di cocco, cannella, spezie e cocco grattugiato.

- Unire gli ingredienti secchi ed umidi e mescolare fino a quando non ci sono grumi.
- Versare in una teglia imburrata e cuocere su 350 F per 40-45 minuti.

Valori nutrizionali: Calorie: 225,3 kcal, Grasso: 14 g, Carboidrati: 14,4 g, Proteine: 7.3 g

41.   Dolci lamponi

Descrizione:

Alla ricerca di una colazione veloce e semplice, piena di vitamina C? Prova un frullato. Lo puoi preparare in anticipo e conservare in frigorifero. Basta ricordarsi di berlo prima di uscire. Per evitare l'assunzione di zucchero raffinato, usare lo yogurt zuccherato.

Ingredienti:

- 350g di lamponi freschi
- 1 tazza di fragole fresche, mondate, tritate grossolanamente
- 1 1/2 tazze (circa 180g) di yogurt naturale
- 1 tazza di latte

Preparazione:

- Mettere le fragole, lamponi, yogurt, e il latte in un frullatore. Amalgamare bene. Versare nei bicchieri. Servire.

Valori nutrizionali: Calorie: 160,3 kcal, Grasso: 4 g, Carboidrati: 22 g, proteine: 6 g, Sodio: 65.83 mg

42.   I segreti dello zenzero

Descrizione:

Non solo lo zenzero dona grande gusto a questa bibita, ma è anche un ottimo anti-infiammatorio, contribuendo ad alleviare il dolore dell'artrite.

Ingredienti:

- 1 tazza di succo d'arancia fresco
- 1 tazza di succo di mela fresco
- 2 cucchiai di bevanda analcolica allo zenzero
- 1 cucchiaio di trito di foglie di menta fresca
- 4 fragole, mondate, tritate grossolanamente
- 2 tazze di limonata fredda
- Cubetti di ghiaccio, per servire

Preparazione:

- Unire succo d'arancia, succo di mela e bibita allo zenzero in una grande ciotola. Guarnire con la menta, fragole, limonata e ghiaccio. Mescolare per unire. Servire.

Valori nutrizionali: Calorie: 95 kcal, Carboidrati: 22 g, Proteine: 1 g, Sodio: 28,3 mg

43.   Salsa ai mirtilli

Descrizione:

Il succo di mirtillo è in grado di bloccare la crescita del batterio; i ricercatori ritengono che i pazienti nelle prime fasi dell'artrite reumatoide possano beneficiare di un elevato apporto di succo di mirtillo.

Ingredienti:

- 12 once di mirtilli
- 1 tazza di zucchero bianco
- 1 tazza di succo d'arancia

Preparazione:

- In una casseruola di medie dimensioni a fuoco medio, sciogliere lo zucchero nel succo d'arancia. Incorporare i mirtilli e cuocere fino a quando i mirtilli rossi cominciano a cuocersi (circa 10 minuti). Togliere dal fuoco e mettere la salsa in una ciotola. La salsa di mirtilli rossi si addensa quando si raffredda.

Valori nutrizionali: Calorie : 95kcal, Grasso : 14g, Carboidrati : 24g, proteine : 7.3g

44.   Miele e ananas

Descrizione:

L'ananas contiene immunostimolanti e vitamina C. Inoltre fornisce un enzima chiave chiamato bromelina, che è pieno zeppo di sostanze anti-infiammatorie che possono contribuire a ridurre il gonfiore articolare legato all'artrite reumatoide.

Ingredienti:

- 4 fette di ananas fresco
- 2 cucchiai di miele
- 1 cucchiaino di succo di limone

Preparazione:

- Marinata: Unire miele, grappa e succo di limone in un piatto di vetro poroso o una ciotola. Mescolare e aggiungere l'ananas; unire bene con la miscela marinata. Coprire il piatto e marinare in frigorifero per 1 ora.
- Preriscaldare il grill a fuoco medio e ungere leggermente la griglia con olio.
- Rimuovere l'ananas dal piatto o dalla ciotola, scartando qualsiasi marinata rimasta. Posizionare i pezzi di ananas direttamente sulla grata o in un cestino e grigliare per circa 10 minuti, girando, fino a quando l'ananas è caldo e caramellato.

Valori nutrizionali: Calorie: 59kcal, Grasso: 0,1, Carboidrati: 11.8g, Proteine: 0,3 g

45.   Signor Ananas

Descrizione:

L'ananas è ricco di magnesio, manganese e un enzima essenziale chiamato bromelina. Esso contiene anche rame, potassio, vitamina B1, vitamina B6, fibre alimentari, acido folico e acido pantotenico.

Ingredienti:

- 1 tazza di zucchero di canna
- 2 cucchiaini di cannella in polvere
- 1 ananas - sbucciato e tagliato in 6 spicchi

Preparazione:

- Preriscaldare un barbecue all'aperto a fuoco medio-alto e ungere leggermente di olio la grata.
- Sbattere lo zucchero di canna e la cannella in una ciotola. Versare il composto di zucchero in una grande busta di plastica richiudibile. Mettere i pezzi di ananas nel sacchetto e agitare per ricoprire ogni fetta.
- Inserire sulla griglia l'ananas per riscaldarlo, da 3 a 5 minuti per lato.

Valori nutrizionali: Calorie : 225kcal, Grasso : 0,3 g, Carboidrati : 66g, proteine : 1.3g, Sodio : 13mg

46. Spigola per cena

Descrizione:

Mangiare più di una porzione di tutti i tipi di pesce ogni settimana per un minimo di 10 anni riduce il rischio di artrite del 29%!

Ingredienti:

- 1 limone, spremuto
- 3 cucchiai di olio d'oliva
- 2 cucchiai di prezzemolo fresco tritato
- 1 pizzico di peperoncino schiacciato
- Sale, 1 pizzico
- 1 libbra di filetti senza pelle di spigola pescata

Preparazione:

- Sbattere insieme succo di limone, olio d'oliva, prezzemolo, peperoncino e sale in una ciotola. Aggiungere i filetti di spigola; marinare per 10 minuti.
- Preriscaldare un barbecue all'aperto a fuoco medio-alto e leggermente unto di olio.
- Grigliare sulla grata preriscaldata fino a cuocere per bene il pesce, circa 5 minuti per lato. Eliminare ogni residuo di marinata.

Valori nutrizionali: Calorie: 226kcal, Grasso: 15,5 g, Carboidrati s: 3.1g, Proteine: 21.8g, Sodio: 179 mg

47.   Pere con il vino

Descrizione:

Una pera contiene fino all'11% della nostra assunzione giornaliera raccomandata di vitamina C e il 9,5% della nostra assunzione giornaliera raccomandata di rame. Le pere sono anche dei frutti ad alto contenuto di nutrienti per ogni caloria.

Ingredienti:

- 1 pera matura - sbucciata e tritata
- 1/2 bicchiere di vino bianco
- 1 spicchio d'aglio, tritato
- 2 cucchiaini di senape di Digione
- 1/4 tazza di aceto bianco balsamico
- 1 cucchiaino di pepe nero macinato
- Sale marino 1/4 cucchiaino
- 1/2 tazza di olio d'oliva

Preparazione:

- Frullare pera, vino bianco, aglio, senape di Digione, aceto balsamico bianco, pepe nero e sale marino in un frullatore fino a creare un composto liscio; ungere la miscela con un flusso costante di olio d'oliva, continuando a mescolare. Frullare qualche secondo in più fino a quando il condimento per l'insalata è denso e cremoso.

Valori nutrizionali: Calorie : 101kcal, Grasso : 9g, Carboidrati : 3.6g, proteine : 0.1g, Sodio : 60mg

48. Zenzero in salamoia giapponese

Descrizione:

Hai dello zenzero nel tuo armadietto delle spezie? Forse dovrebbe stare nell'armadietto dei medicinali. Oltre ad essere una spezia saporita, spesso utilizzata per migliorare i sapori, lo zenzero può lenire lo stomaco sconvolto e diminuire la nausea, e gli studi dimostrano che può aiutare il dolore e l'infiammazione.

Ingredienti:

- 125g di zenzero fresco, pelato
- 1 cucchiaino di sale
- 60ml (1/4 di tazza) aceto di vino di riso
- 60ml (1/4 di tazza) di acqua
- 55g (1/4 di tazza) di zucchero semolato

Preparazione:

- Tagliare lo zenzero a strisce sottili. Trasferirlo in una ciotola e cospargere di sale. Mescolare per bene. Mettere da parte per 30 minuti per consentire al sale di estrarre il liquido in eccesso.
- Mescolare aceto di riso, acqua e zucchero in una piccola casseruola a fuoco medio fino a quando lo zucchero si scioglie. Aumentare il calore. Portare ad ebollizione. Versare il composto di aceto sopra lo zenzero. Mettere da parte per 5 minuti per raffreddare

leggermente. Inserire nel frigorifero per 24 ore per sviluppare i sapori.

Valori nutrizionali: Calorie: 16 kcal, Carboidrati: 3. 5 g

49. Cocomero & zenzero

Descrizione:

Le proprietà antinfiammatorie aiutano ad alleviare il dolore e migliorare le condizioni per tutti i tipi di artrite. Mescolare lo zenzero e l'anguria insieme e farne un buon uso.

Ingredienti:

- 1kg di cocomero senza semi, sbucciato, tagliato a pezzi
- 2 tazze di cubetti di ghiaccio
- 1/4 tazza di foglie di menta
- 2 cucchiai di zucchero semolato
- 1 cucchiaino di zenzero fresco finemente grattugiato

Preparazione:

- Mettere il cocomero in un frullatore. Frullare fino a quando si trita finemente. Aggiungere ghiaccio, foglie di menta, zucchero e zenzero. Frullare fino alla scomparsa del ghiaccio.
- Versare nei bicchieri da portata e servire subito.

Valori nutrizionali: Calorie : 114 kcal, Grasso : 1G , Carboidrati : 24g , Proteine : 1g, Sodio : 5.31 mg

50.   Cipolla decapata

Descrizione:

Le cipolle hanno pochissime calorie, non hanno praticamente nessun grasso e sono piene di componenti salutari che combattono l'infiammazione dell'artrite e i relativi dolori. I flavonoidi che si trovano nelle cipolle, si chiamano quercetina, e inibiscono l'infiammazione.

Ingredienti:

- 1 cipolla rossa tritata
- Aceto di vino rosso, 1/2 bicchiere
- 3 cucchiai di aceto bianco distillato
- 1 1/2 cucchiai di sale
- 1 cucchiaino di zucchero bianco

Preparazione:

- Portare cipolla, aceto di vino rosso, aceto bianco, sale e zucchero a ebollizione in una casseruola a fuoco medio-alto. Togliere dal fuoco e lasciar macerare la miscela fino a quando la cipolla è tenera, circa 20 minuti.

Valori nutrizionali: Calorie : 19 kcal, Grasso : 0 g, Carboidrati : 4,5 g, Proteine : 0,2 g , Sodio : 1745mg

51.   Granite bicolor

Descrizione:

Come fare un dolce fresco in un'estate calda ed essere in buona salute senza il dolore causato dall'artrite? Combattiamo il caldo e il dolore con la granita di uva dolce.

Ingredienti:

- 500g uva rossa, raccolte
- 500g uva verde, raccolte
- 750ml (3 tazze) di acqua
- 270g (1/4 tazze) di zucchero semolato

Preparazione:

- Mettere le uve rosse nella brocca di un frullatore e frullare fino a creare una purea. Versare attraverso un setaccio fine in una ciotola media, premendo leggermente con il dorso di un cucchiaio per estrarre quanto più liquido possibile. Eliminare le bucce e i semi. Ripetere con l'uva verde.
- Unire l'acqua e lo zucchero in un pentolino a fuoco basso. Cuocere, mescolando, per 2-3 minuti o fino a quando lo zucchero si scioglie. Aumentare il fuoco a medio-alto e portare lentamente a ebollizione. Far bollire per 8-10 minuti o fino a quando lo sciroppo si

addensa un po'. Togliere dal fuoco e mettere da parte per 10 minuti per il raffreddamento.

- Aggiungere metà del composto di zucchero al succo d'uva rossa e la miscela di zucchero rimanente con il succo d'uva verde. Versare in contenitori ermetici separati e coprire con coperchi. Mettere in freezer per 3-4 ore o fino a quando si formano cristalli di ghiaccio intorno ai bordi. Utilizzare una forchetta per rompere il succo d'uva congelato. Coprire e rimettere nel freezer per altre 8 ore o fino a congelamento completo.
- Utilizzare una forchetta per raschiare le granite grossolanamente. Coprire e rimettere in freezer per ancora 1 ora.
- Dividere la granita di uva rossa e la granita di uva verde tra i bicchieri da portata e servire subito.

Valori nutrizionali: Calorie: 455 kcal, Carboidrati: 107 g, proteine: 2g, Sodio : 10,5 mg

52. Kiwi ghiacciato

Descrizione:

La ricerca suggerisce che le persone che mangiano una dieta a basso contenuto di vitamina C possono avere un rischio maggiore di sviluppare alcuni tipi di artrite. Il kiwi è uno degli alimenti ricchi di vitamina C!

Ingredienti:

- ½ tazza (110g) di zucchero semolato
- ½ tazza (125 ml) di acqua bollente
- 4 kiwi verdi e 4 kiwi gialli
- 1/3 tazza (80 ml) di succo di lime (da 3-4 pezzi)
- 1/2 tazza di foglie di menta
- 2 tazze di cubetti di ghiaccio
- 1 tazza (250 ml) di acqua frizzante

Preparazione:

- In una grande brocca, sciogliere ½ tazza (110g) di zucchero in ½ tazza (125ml) di acqua bollente, poi mettere la brocca nel ghiaccio o nel frigo a raffreddare. Sbucciare e tritare grossolanamente i kiwi, quindi amalgamare bene con lo sciroppo raffreddato, 1/3 di tazza (80 ml) di succo di lime, 1/2 tazza di foglie di menta tazza e 2 tazze di cubetti di ghiaccio. Versare in una caraffa e riempire con 1 tazza (250 ml) di acqua frizzante, o dividere tra i bicchieri e rabboccare con vino o acqua. Servire con la menta, per guarnire.

Valori nutrizionali: Calorie: 92 kcal, Carboidrati: 18 g, Proteine: 1 g, Sodio: 9.6 mg

53.   Spuntino con i kiwi

Descrizione:

Mangiare un po' kiwi per ottenere tanta vitamina C nella tua prima colazione. È ora di iniziare un nuovo giorno!

Ingredienti:

- 4 kiwi, pelati, tritati
- 1 peperone rosso, dimezzato, senza semi, tagliato a pezzi da 1 cm
- 2 scalogni, tagliati a fette sottili
- 1/3 di tazza di coriandolo fresco tritato
- 2 cucchiaini di succo di lime fresco

Preparazione:

- Posizionare kiwi, peperoni, scalogno, coriandolo e succo di lime in una ciotola di vetro o di ceramica. Condire con sale e pepe. Mescolare delicatamente ma a fondo.

Valori nutrizionali: Calorie : 56 kcal, Grasso : 0,5 g, Carboidrati : 11 g, Proteine : 2 g

54.   Zuppa messicana di fagioli

Descrizione:

I fagioli sono pieni di fibra e fitonutrienti, che aiutano ad abbassare il CRP, un indicatore di infiammazione presente nel sangue. I fagioli sono anche una fonte eccellente ed economica di proteine, con circa 15 grammi per tazza, che è importante per la salute dei muscoli.

Ingredienti:

- 1 cucchiaio di olio d'oliva
- 1 cipolla tritata
- 1 spicchio d'aglio, schiacciato
- 2 1/2 tazze di brodo di pollo biologico
- 400g pezzi di pomodoro
- 2 cucchiai di concentrato di pomodoro
- 420g di fagioli scolati
- 1 piccolo peperone rosso, tritato
- 1 piccolo peperone verde, tritato
- 1 cucchiaino di condimento messicano
- Foglie di basilico fresco, per servire

Preparazione:

- Mettere l'olio, la cipolla e l'aglio in una grande casseruola a fuoco medio-alto. Cuocere, mescolando, per 1 o 2 minuti o fino a rendere tutto morbido.

- Aggiungere brodo, pomodoro e concentrato di pomodoro. Portare ad ebollizione. Cuocere a fuoco lento per 10 minuti.
- Aggiungere fagioli, peperoni e condire. Cuocere per 5 minuti. Condire con sale e pepe. Versare nelle ciotole e guarnire con foglie di basilico fresco.

Valori nutrizionali: Calorie: 742 kcal, Grassi: 6 g, Carboidrati: 20 g, Proteine: 8 g, Sodio: 1155 mg

55. Zuppa pomeridiana

Descrizione:

La carota ottiene il suo colore distintivo dai carotenoidi come la beta-criptoxantina. Si tratta del cibo con il più alto contenuto di beta-criptoxantina che potrebbe ridurre il rischio di sviluppare l'artrite e altre condizioni infiammatorie.

Ingredienti:

- 1 cucchiaio di olio d'oliva
- 1 porro, dimezzato, a fette sottili
- 6 carote, pelate, tagliate
- 4 centimetri di zenzero, pelato, grattugiato
- 2 tazze di brodo vegetale con poco sale
- 2 tazze di acqua
- Panna acida light, per servire
- Aneto fresco, per servire
- Toast, per servire

Preparazione:

- Scaldare l'olio in una grande casseruola a fuoco medio. Aggiungere porri, carote e zenzero. Cuocere, scoperto, mescolando ogni tanto, per 8 minuti, o fino a quando le verdure cominciano ad ammorbidirsi.
- Aggiungere brodo e acqua in pentola. Coprire. Portare ad ebollizione. Ridurre il fuoco a medio-basso. Lasciare

coperto per 20 minuti, o fino a quando le carote sono molto tenere.

- Togliere dal fuoco. Mettere da parte a raffreddare leggermente. Mescolare per bene la zuppa per amalgamare gli ingredienti. Rimettere in pentola. Scaldare a fuoco medio-alto. Condire con sale e pepe.
- Versare nelle ciotole. Guarnire con panna acida e aneto. Servire con pane tostato.

Valori nutrizionali: Calorie: 97 kcal, Grasso: 5 g, Carboidrati: 8 g, Proteine: 2 g, Sodio: 520 mg

ALTRI TITOLI DELL'AUTORE

70 Ricette Efficaci nel Prevenire e Risolvere Il Sovrappeso: Bruciare il Grasso Velocemente Utilizzando la Dieta Corretta e La Nutrizione Intelligente

Di

Joe Correa CSN

48 Soluzioni Per Le Acne a Tavola: Il percorso veloce e naturale per ridurre vostri problemi di acne in meno di 10 giorni!

Di

Joe Correa CSN

41 Ricette per Prevenire L'Alzheimer: Ridurre o Eliminare l'Alzheimer in 30 Giorni o Meno!

Di

Joe Correa CSN

70 Ricette Efficaci per il Tumore al Seno: Prevenire e Combattere il Cancro al Seno con la Nutrizione Intelligente e gli Alimenti Super-Potenti

Di

Joe Correa CSN

www.ingramcontent.com/pod-product-compliance
Lightning Source LLC
Chambersburg PA
CBHW051032030426
42336CB00015B/2834